Bettina Lemke

Chronisch krank

Leben oder Sterben

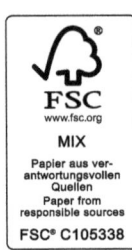

Impressum
Bettina Lemke, »Chronisch krank. Leben oder Sterben «
© 2015 Bettina Lemke
Herstellung und Verlag: BoD - Books on Demand
Umschlagfoto: © Kwest - Fotolia.com

ISBN 978 3 734 78515 3

Inhalt

Die Geschichte vom Bären mit der Todesliste   7

12 Regeln für Gesundheit   8

1. Die Gegenwart   11
Die Diagnose   11
Pathogenese   14
Die Prognose   15
Die Therapie   17

2. Die mentale Seite   23
Entscheidung für das Leben   24
Der Pakt mit dem Teufel   27

3. Die körperliche Seite   29
Ernährung   30
Bewegung   32
Entspannung   34

4. Die psychische Seite   37
Organsprache   38
Krankheitsgewinn   39

5. Die Vergangenheit   45

6. Die Zukunft   47

Anhang   49
Meine Geschichte   49
Mein Wohl und Gesundheitsplan   55

Die Geschichte vom Bären mit der Todesliste
(Quelle unbekannt)

Es herrscht Aufregung im Wald! Fast schon Panik. Es geht das Gerücht herum, der Bär habe eine Todesliste! Keiner weiß was zu tun ist, keiner weiß Rat. Irgendwann nimmt sich der Fuchs ein Herz, geht zum Bären. Vor seiner Höhle findet er den Bären. Mutig baut sich der Fuchs vorm Bären auf, schaut ihn ins Gesicht und fragt: „Du Bär…"
„Ja?" sagt der Bär.
„Du Bär, stimmt es, dass du eine Todesliste hast?"
„Ja, dass stimmt", antwortet der Bär.
„Und, stehe ich darauf?" fragt der Fuchs angstvoll.
„Ja, du stehst auf meiner Todesliste!"

Voller Panik flieht der Fuchs in den Wald hinein. Von allen Tieren des Waldes wird er wegen seines Mutes bewundert. Aber zwei Tage später findet man ihn tot im Gebüsch. Nun gibt es erste Panikattacken. Jeder denkt er könnte der Nächste sein. Es kommt zu spontanen Plünderungen und ein Notkomitee unter Leitung des Fasans wird eingerichtet. Dem Wildschwein reicht es schließlich. Es nimmt all seinen Mut zusammen und macht sich auf zum Bären. Zitternd steht das Wildschwein vorm Bären.
„Du Bär…" „Ja?" sagt der Bär.
„Du Bär, stimmt es das du eine Todesliste hast?"
„Ja, dass stimmt", antwortet der Bär.
„Und, stehe ich darauf?" fragt das Wildschwein angstvoll.
„Ja, du stehst auf meiner Todesliste!"
Mit blankem Entsetzen in den Augen flieht das Wildschwein in den Wald zurück. Keiner weiß was zu tun ist und es kommt wie es kommen muss. Zwei Tage später findet man das Wildschwein tot am See. Nun gibt es einfach kein Halten mehr. Die ersten flüchten in andere Wälder. Es herrscht offene Aufruhr im ganzen Land. Dem Hasen wird es schließlich zu bunt. Auch er macht sich auf zum Bären. Beim Bären angekommen schaut er am riesigen Körper des mächtigen Raubtieres herauf und muss fast schreien um diesen zu erreichen.
„Du Bär, stimmt es das du eine Todesliste hast?"
„Ja, dass stimmt", antwortet der Bär.
„Und, stehe ich darauf?" fragt der Hase.
„Ja, du stehst auf meiner Todesliste!"
„Kannst du mich streichen?" fragt der Hase.
„Ja klar!"

12 Regeln für die Gesundheit

1. Regel: Mach Dich schlau.
Lerne Dich und Deine Erkrankung gründlich kennen. Hole Dir Informationen aus verschiedensten Bereichen zu Deiner Erkrankung und sei dabei stets kritisch. Werde kompetenter Kenner.

2. Behalte die Verantwortung.
Es ist Dein Körper, deine Gesundheit, dein Leben. Niemand außer Dir hat das Recht über Dich zu bestimmen. Alle anderen sind Ratgeber, aber Du behältst die Entscheidungssouveränität.

3. Lerne Dich kennen.
Jeder Mensch ist einmalig und jede Erkrankung ist es auch. Jede Erkrankung hat einen Mix individueller Ursachen und jede Therapie wirkt bei jedem Menschen anders. Wenn man sich selber kennt, den physischen, psychischen und geistigen Hintergrund seiner Erkrankung, kann man wirkungsvolle Therapien finden.

Regel 4: Stärke Dich.
Tu alles um Dich auf allen Ebenen zu stärken. Stärke Deinen Geist und Deinen Körper und heile Deine Seele. Trainiere Deine Kräfte und bleibe autonom.

Regel 5: Beobachte Dich.
Das Leben und die Krankheit sind in stetiger Veränderung. Niemals gibt es einen Stillstand. Immer ist das subjektive Befinden etwas schlechter oder etwas besser und der objektive Status geht zu etwas mehr zur Gesundheit oder etwas mehr zur Krankheit hin. Durch die genaue Beobachtung lassen sich Wege zur Gesundheit erschließen.

Regel 6: Liebe Dich.
Tu Dir Gutes. Geh mit Deinem Körper, deiner Seele und deinem Geist sorgsam und respektvoll um. Behandle Dich selber stets mit Freundlichkeit und Dankbarkeit. Richte Deine Aufmerksamkeit immer wieder auf das Gute, auf all das, was gut funktioniert, auf das, was Du kannst.

Regel 7: Ernähre Dich erstklassig.
Ein geschwächter Körper braucht die beste Ernährung, die zu finden ist: Frisches Obst und Gemüse in bester Bioqualität, Vollkornprodukte, Hülsenfrüchte, etwas Olivenöl, Wasser und kaum etwas anderes.

Regel 8: Bewege Dich.
Sowohl für den Körper, als auch für die Psyche hat Bewegung eine wunderbare Wirkung. Jeden Tag Bewegung an der frischen Luft ist eines der einfachsten und effektivsten Mittel zur Gesundheit.

Regel 9: Entspanne Dich.
Bewusstes tägliches Entspannen und ausreichender Schlaf ohne Medikamente unterstützen Gesundungsprozesse. Befreie Dich von Stress aller Art.

Regel 10: Beweise Dir, dass Du leben willst.
Überlege Dir gute Gründe warum Du leben willst und was Du mit Deinem Leben anfangen möchtest. Beweise Dir Deine guten Gründe, indem Du damit beginnst an ihrer Realisierung zu arbeiten.

Regel 11: Verändere Dich
Krankheit bedeutet auf physischer, geistiger und psychischer Ebene immer, dass etwas nicht richtig gelaufen ist. Um zur Gesundheit zu kommen muss man sich verändern.

Regel Nr. 12: Gestalte Dein Leben
Sei es Dir wert Dein Leben nach Deinen Vorstellungen zu gestalten. Tu was immer Du dafür tun musst. Und genieße es.

1. Die Gegenwart

die Diagnose
Die Diagnose einer lebensbedrohlichen Krankheit zu bekommen ist immer ein Schock. Für viele Menschen wirkt sie wie ein Todesurteil mit einer mehr oder weniger geringen Restzeit zu leben. Oft ist es zusätzlich auch eine Beruhigung, weil die Beschwerden oder die aus der Norm gefallenden Werte endlich einen Namen haben.

Diagnosen sind keine Tatsachen
Eine Diagnose wirkt wie eine Tatsache. Dabei ist sie kaum mehr als eine derzeitige wissenschaftliche Meinung zu einem bestimmten Befund. Sie ist aber immer nur eine bestimmte Sicht auf bestimmte Befunde zu einer bestimmten Zeit in einer bestimmten Gesellschaft. Chinesische Ärzte etwa würden andere Schlussfolgerungen aus gleichen Befunden ziehen. Eine Diagnose ist nichts Festgefügtes. Viele Erkenntnisse aus früherer Zeit haben sich als falsch erwiesen, es kommen ständig neue Erkenntnisse hinzu. Eine Diagnose entspricht dem derzeitigen Stand der Medizin und wird beeinflusst durch die behandelnden Ärzte. Das gleiche Phänomen kann ein paar Jahre später zu anderen Schlussfolgerungen und damit zu einer anderen Therapie führen. Bei sehr vielen Erkrankungen ist die Erkenntnislage ohnehin dünn und die folgenden Interventionen entsprechend nicht sicher gesundheitsfördernd. Die Medizin ist inzwischen unüberschaubar komplex geworden. Auch für viele Ärzte.

Sich selber informieren
Es ist immens wichtig sich selber über die eigene Erkrankung kundig zu machen und dabei so viele Informationen wie möglich einzuholen, die aus unterschiedlichen Quellen und verschiedenen Medien stammen. Die Informationen sollten auch vielfältig sein, also aus verschiedenen Denkrichtungen stammen. Mit der Zeit lernt man die Informationen zu bewerten und seriöse von unseriösen Quellen zu unterscheiden und Fakten von Denkanregungen zu trennen. Kenntnisse von alternativen Diagnosen und Heilmethoden sind deshalb wichtig, da sich diese meist am ganzen Menschen orientieren und Symptome oder Krankheiten nicht isoliert betrachten. Manchmal bringen sie auch völlig neue, überraschende und interessante

Erkenntnisse. Doch auch hier sollte man sich stets, wie bei der Schulmedizin auch, ein gesundes Maß an Kritikfähigkeit bewahren. Auch deshalb ist die Informationsgewinnung aus verschiedenen Quellen so wichtig.

Das Ziel ist es besser über die eigene Erkrankung Bescheid zu wissen, als die behandelnden Ärzte. So kann man Aussagen von Ärzten einordnen und auf Augenhöhe diskutieren. Das ist die wichtigste Voraussetzung zu Selbstständigkeit und Eigenverantwortung. Ärzte verfügen immer nur über einen Teil des aktuellen Wissens und werden stets beeinflusst durch Trends, technische Möglichkeiten und ihre eigenen Einstellungen. Das medizinische Wissen verändert sich ständig und was gestern noch als gesund galt, kann heute als krank gewertet werden, wie dies etwa mit bestimmten Blutwerten geschehen ist.

Wissenschaftliche Studien kritisch betrachten
Grundsätzlich vorsichtig kritisch sind inzwischen auch wissenschaftliche Studien zu betrachten. Sie dienen nicht unbedingt der Wahrheitsfindung oder dem Wohl des Patienten. So ist z.B. zu beachten wer die Studie finanziert hat. In einer großen deutschen Medizinischen Hochschule hat zum Beispiel ein sehr großer Pharmahersteller eine Studie über die Wirkung von Sport bzw. Bewegungstraining bei psychisch kranken Menschen finanziert. Als sich erste deutlich positive Wirkungen abzeichneten, wurde beschlossen diese Studie nicht zu veröffentlichen. Proteste seitens der Mediziner blieben aus. Wer zahlt bestimmt die Musik. Manchmal gibt es auch Studien zu gleichen Themen mit entgegengesetzten Schlussfolgerungen. Das kann verschiedene Gründe haben, ist aber auch ein Beleg dafür einzelne Studien nicht überzubewerten.

Eigenverantwortung bewahren
Mit Diagnosestellung geben viele Menschen die Verantwortung über ihren Körper ab an die Fachwelt. Endlich keine Entscheidungen mehr treffen, endlich ausruhen. Viele Menschen verspüren Ereleichterung bei der Abgabe von Verantwortung. Doch mit jedem Abgeben der Verantwortung wächst die Unmündigkeit, schwinden immer mehr Kräfte. Es kostet Kraft sich mit der Krankheit, Therapiemöglichkeiten und sich selbst auseinanderzusetzen, die nicht da ist. Manche wollen nicht einmal, selbst wenn sich Ärzte darum bemühen, informiert und aufgeklärt werden, um dann selber sinnvolle Entscheidungen zu treffen. Allzu oft wird alles, was vorgeschlagen wird angenommen, unterschrieben, jede noch so bittere Pille wird geschluckt. Das

gleicht einem Offenbarungseid. Es bringt eine zusätzliche Schwächung mit sich. Das Bedürfnis nach Ruhe und Abgabe von Verantwortung ist verständlich, doch gefährlich. Die Lösung besteht darin sich aktiv auszuruhen, um diesen Bedürfnissen nachzugeben. Man kann seine Tage in Zeiten gliedern, in denen man aktiv etwas gegen die Erkrankung unternimmt und sich informiert und Zeiten festlegt, um sich auszuruhen, zu entspannen und Kräfte zu sammeln. Die eigene Auseinandersetzung ist nicht zu ersetzten.

Handlungsfähig bleiben
Das Wissen über die eigene Erkrankung wird belohnt. Man fühlt sich zunehmend kompetenter und stärker. In der Psychologie gibt es das Konzept der Selbstwirksamkeit des Psychologen Albert Bandura. Es belegt die Handlungsfähigkeit in schwierigen Situationen durch den Glauben an die eigene Kompetenz. Personen mit einem starken Glauben an die eigene Kompetenz haben eine größere Ausdauer bei der Bewältigung von Aufgaben und eine niedrigere Anfälligkeit für Angststörungen und Depressionen.
Kompetenz hat auch auf den Körper positive Auswirkungen. Hilflosigkeit und Misstrauen verstärken die Ausschüttung von Stresshormonen und Stress verringert die Zahl der Abwehrzellen.

Krise bedeutet Wendepunkt
Eine Diagnose löst eine Krise aus. Eine lebensbedrohliche Krankheit ist eine lebensbedrohliche Krise. Das Wort Krise stammt aus dem Griechischen und bedeutet soviel wie entscheidende Wendung. Es kann zu einem glücklichen Verlauf kommen oder zur Katastrophe, zum Niedergang. Es bleibt niemals wie es ist. Diese Entscheidung trifft der eigene Körper und er trifft sie immer wieder neu. Jeden Tag, jede Minute. Körper, Psyche und Geist beeinflussen sich stets gegenseitig. Eine nur körperliche Diagnose ist stets unvollständig und sollte durch psychische Diagnosen und geistige Diagnosen ergänzt werden.

Psychische Diagnose
Eine psychische Diagnose beinhaltet nicht nur eine Überprüfung über das mögliche Vorliegen „offizieller" psychische Erkrankungen oder Störungen. Viele chronisch körperlich Erkrankte leiden z.B. zusätzlich unter einer Depression, die mit Hilfe von Fachleuten abgeklärt und behandelt werden sollte.
Zusätzlich geht es um eine Klärung von psychischen Parametern wie Wohlbefinden, Lust am Leben, Motivation, Liebesfähigkeit, Befriedigung

wichtiger psychischer Bedürfnisse, psychische Belastungen, Fähigkeit zur Dankbarkeit, Freundschaften und sicher vieles mehr. Hierbei dürfte es schwieriger sein sich von Profis unterstützen zu lassen. Aber man kann das für sich alleine machen oder sich von Freunden, Bekannten oder Verwandten helfen lassen.

Geistige Diagnose
Die geistige Diagnose bezieht sich auf alle Formen des Denkens wie Entscheiden, Beabsichtigen, Planen, Voraussehen, Einschätzen, Gewichten, Bewerten, Kontrollieren, Beobachten, Konzentration, Wachsamkeit, Achtsamkeit, Urteilen und ähnliches.
Zusätzlich gibt es die Dimensionen mind und spirit. Mind bezieht sich auf Haltungen und Einstellungen, spirit eher auf Bewusstsein, Wahrhaftigkeit, Selbsterkenntnis, Spiritualität und geistigen Entwicklungsstufen wie sie etwa im Buddhismus gelehrt werden.

Pathogenese und Ätiologie

Die Pathogenese beschreibt die Entstehungsgeschichte einer Krankheit. Es gibt immer zwei Faktoren, die eine Erkrankung entstehen lassen. Das sind zum einen Umweltfaktoren, zum anderen interne Faktoren. Zu den internen Faktoren gehören die genetische Disposition, die in den meisten Fällen kaum mehr ist als eine Disposition, also eine etwas größere Wahrscheinlichkeit, dass ein bestimmtes Ereignis eintritt und es gibt stets Möglichkeiten dem entgegenzusteuern, die Einstellung zum Leben, zur Erkrankung, zu einem selber, Resilizenzfaktoren, also bestimmte psychische Faktoren, die schützen und anderes mehr.
Zu den Umweltfaktoren zählen Krankheitserreger, eine gesundheitsschädigende Umwelt, Stress, soziale Faktoren, wie frühkindliche Bindungserfahrungen, soziale Unterstützung, sozialer Status, Ernährung, Bewegung und anderes mehr.

Wechselwirkungen interner und externer Faktoren
Stets wirken beide Faktoren zusammen. Manchmal wirkt ein Faktor mehr, als der andere. Bei einer Allergie beispielsweise, kann kaum die Rede davon sein, dass die Stoffe, auf die eine bestimmte Person allergisch reagiert, die Ursache in

eben diesen Stoffen zu finden ist. Andererseits hat ein noch so fitter Körper gegen einen hochinfektiösen tödlichen Virus wenig Chancen.
Ein Zusammenwirken ist dennoch immer da. Wer zum Beispiel mit der Metro fährt, ist einer Vielzahl von Bakterien und Viren ausgesetzt, aber das führt nur dann zu einer Erkrankung, wenn das eigene Immunsystem geschwächt ist. Jede Ursache von Außen braucht einen Resonanzboden.

Kuriose Bewertungen
Mediziner betrachten gerne ausschließlich bestimmte Umweltereignisse und genetische Dispositionen. Vermutlich weil sie besser zu erfassen sind. Ein schönes Beispiel für die Merkwürdigkeit des medizinischen Denkens zeigt eine Untersuchung an Herzinfarktpatienten. Bei einer Studie der University of California erhärtete sich der Verdacht, dass eine Depression der stärkste psychische Risikofaktor für Herzinfarkte sei. So begannen Mediziner gefährdete Infarktpatienten auf Depression hin zu untersuchen und behandelten diese gegebenenfalls. Die Menschen lebten dennoch nicht länger, obgleich sie sich wegen der behandelten Depression natürlich besser fühlten. Deswegen ließ man das wieder sein. Für viele Mediziner zählt Lebensqualität weniger als die Dauer des Lebens, so erbärmlich es auch sein mag.

Individuelle Krankheitsursachen
Ätiologie meint die Krankheitsursache. Die meisten Erkrankungen haben mehrere unterschiedliche Ursachen. So einfach, wie manch Mediziner einem glauben lassen möchte ist es häufig nicht. Ursachen einer Krankheit sind immer genauso individuell wie die Erkrankung selber. Eine Krankheit, die in der Medizin den gleichen Namen hat, etwa Migräne, kann bei den unterschiedlichen Menschen ganz unterschiedliche Ursachen haben. Die individuellen Ursachen und die individuelle Entstehungsgeschichte sollte stets beachtet werden. Zumindest von einem selber.

die Prognose
Eine Prognose ist eine Aussage über Ereignisse und Entwicklungen in der Zukunft. In der Medizin bedeutet es die Einschätzung des Krankheitsverlaufs. Medizinische Prognosen sollten grundsätzlich kritisch betrachtet werden. Prognosen richten sich nach Durchschnittswerten, die für den Einzelfall

unbrauchbar sind. Ein guter Arzt sollte Prognosen, sofern er sie überhaupt ausspricht, stets sehr offen halten. Die Gefahr ist sonst zu groß, dass es Menschen nur deshalb schlechter geht oder sie gar sterben, weil die ärztliche Prognose dies so bescheinigt hat. Dieser Effekt ist unter dem Begriff „Selbsterfüllende Prophezeiung" bekannt. Das, was man erwartet, neigt dazu wahr zu werden.

Selbsterfüllende Prophezeiung
Eine Studie über Antidepressiva des US-Psychiaters Roy Reeves berichtet von einem Teilnehmer der versuchte sich mit den ausgehändigten Psychopharmaka das Leben zu nehmen. Mit schweren körperlichen Symptomen und einem drastisch abgesackten Blutdruck wurde der Proband in die Notaufnahme eingeliefert. Im weiteren Verlauf stellte sich jedoch heraus, dass der 26-Jährig zu der Placebo-Gruppe zählte, also gar keinen Wirkstoff erhalten hatte. Sobald die Ärzte ihm dies eröffneten, gingen auch die Symptome umgehend zurück. In einem anderen Beispiel wird von einem Ehepaar, berichtet welches nach dem Aufstellen eines Sendemastes unter Schlafstörungen, Kopfschmerzen und Hautausschlägen, also Symptomen der sogenannten Elektrosensitivität, litt. Doch der Sendemast war überhaupt nicht in Betrieb. Effekte mit schädigender Wirkung durch bestimmte Erwartungen nennt man Noceboeffekt.

Rosenthal-Effekt
Es spielt ebenso eine Rolle wie die behandelnden Ärzte über den Verlauf der eigenen Krankheit denken, selbst wenn sie das nicht aussprechen. Dieser Effekt ist unter dem Begriff „Rosenthal-Effekt" bekannt. Rosenthal teilte Grundschullehrerinnen mit, welche SchülerInnen begabt und welche dies nicht waren. Die Einteilung erfolgte tatsächlich beliebig. Dennoch entwickelten sich die angeblich begabten Kinder viel besser, als die anderen. Die Lehrerin hat sich sicher auch unbewusst so verhalten, dass sich ihre Erwartungen an die Kinder realisierten, obgleich die Kinder von nichts wussten. Es ist deshalb wichtig sich einen Arzt auszusuchen, der an die Möglichkeit der Gesundwerdung glaubt.

Nach positiven Krankheitsverläufen Ausschau halten
Positive Beispiele für Genesungen, selbst schwerer Erkrankungen, gibt es genug. Es ist sicher gesünder danach Ausschau zu halten. Viele Menschen überleben ihre Prognose, viele Menschen gesunden vollständig. All das gibt es und es ist gut sich die Geschichten dieser Menschen erzählen zu lassen. Der

Körper erneuert sich ständig. Körperzellen haben eine unterschiedliche Lebensdauer. Dass Zellen sterben und Neue entstehen ist ein andauernder Prozess. Durchschnittlich erneuert sich der Körper komplett alle 5 bis 10 Jahre.

Individuelle Krankheitsverläufe
Der Krankheitsverlauf hängt von vielen Faktoren ab. Aber viele werden in normale Prognosen nicht einbezogen. Offiziell ist er von den zur Verfügung stehenden Behandlungsmöglichkeiten, von Begleiterkrankungen, der Therapietreue des Patienten und sozialen Faktoren wie Bildung und der finanzielle Situation abhängig. Natürlich gibt es weitere wichtige Faktoren. So hängt der Verlauf zum Beispiel auch vom Lebensstil ab. Auf jeden Fall ist jede Krankheit, jede Prognose und jede Therapie stets ein einmaliger Prozess. Dieser kann zwar bestimmte Ähnlichkeiten mit gleich diagnostizierten Erkrankungen haben, doch gibt es immer Unterschiede.

die Therapie
Unter Therapie werden Maßnahmen zum Behandeln von Krankheiten zusammengefasst. Das grundsätzliche Ziel ist natürlich die Heilung, doch viele Therapien zielen auch auf die Linderung von Symptomen ab. Manche Therapien behandeln nur die Symptome ohne auf die Ursachen einzugehen, sei es aus Unkenntnis oder als Notbehelf.

Jede Therapie verstehen und sich bewusst dafür oder dagegen entscheiden
Stets sollte man sich bei jeder vorgeschlagenen Therapie genau erklären lassen wie diese wirkt und was sie bezwecken soll, inwiefern das experimentell abgesichert wurde und warum sich der Behandler ausgerechnet für diese Therapie entschieden hat. Zusätzlich sollte man andere Informationen aus anderen Quellen einholen und sich darauf gefasst machen, dass dies zu unterschiedlichen Erkenntnissen führt. Niemals sollte man etwa Tabletten schlucken, ohne zu wissen was das ist und was es bewirkt oder bewirken soll. Es ist manchmal nahezu unglaublich wie leichtfertig manche Patienten sich Tabletten, Spritzen oder Ähnliches geben zu lassen, ohne zu wissen was das ist und wie leichtfertig manche Ärzte Patienten dieses verabreichen ohne jegliche Erklärung. Genau genommen ist jede ärztliche Intervention, wie etwa eine Spritze zu verabreichen, eine Form der Körperverletzung und darf nur mit

Einwilligung erfolgen. Auch über die Verweildauer z.B. im Krankenhaus entscheidet immer der Patient und nicht der Arzt.

Viele Therapien haben erwünschte Wirkungen und unerwünschte Nebenwirkungen. Dies abzuwägen sollte stets eine gut überlegte Entscheidung sein. Manche Menschen sterben an Nebenwirkungen von Therapien, nicht an der eigentlichen Erkrankung. Meistens gibt es zu vorgeschlagenen Therapien auch Alternativen, die nicht unbedingt von Ärzten sofort benannt werden, aber nach Nachfrage erläutert werden.

Therapiewirkungen dokumentieren
Erfragt werden sollte auch immer die voraussichtliche Dauer der Therapie und die Wechselwirkung zu anderen Therapien. Welche Therapie man durchführen möchte, sollte man immer selber nach eingehender Information entscheiden. Diese Entscheidung sollte man sich nicht abnehmen lassen. Therapien wirken immer etwas unterschiedlich und deren Wirkungen sollten genauestens beobachtet und dokumentiert werden.

Die moderne Medizin ermöglicht es, durch Laboruntersuchungen, Verschlechterungen und Verbesserungen zu bestimmen. Manchmal haben diese Werte wenig mit dem subjektiven Wohlbefinden zu tun. Beides ist zu beachten. Beides ist wichtig.
Hinzu kommt, dass Laborwerte, etwa Blutwerte, stets nach aktuellem Wissensstand interpretiert werden. Normwerte verändern sich von Zeit zu Zeit.

Jeder Mensch ist anders
Jeder Mensch ist anders, kein Mensch gleicht dem Anderen. Medizinische Diagnosen, Prognosen und Therapien beziehen sich meist auf einen nicht existierenden Durchschnitt. Viele Testergebnisse kamen zum Beispiel lange Zeit durch Experimente mit männlichen jungen Probanden (meist Studenten) zustande. Der Körper einer Frau reagiert oft jedoch anders. Diese wurde erst in jüngerer Zeit berücksichtigt. So finden wir inzwischen Normwerte für Frauen und Männer in derartigen Tabellen. Wie ist es aber zum Beispiel mit aktiven oder jungen oder älteren oder übergewichtigen Frauen? Vermutlich wird die Medizin zukünftig noch individueller auf die Menschen eingehen (müssen). Individualität will und sollte berücksichtigt werden.

Der Gesundheit auf der Spur
Um die Therapie bestmöglich zu unterstützen und zu individualisieren ist es gut verschiedene Tagebücher zu schreiben. Ein Gesundheitstagebuch mit einer Auflistung aller gesundheitlichen Beschwerden, Verbesserungen oder Verschlechterungen, Schmerzen, Medikamente, sonstige Therapien. Hier könnte man mit einer Punkteskala arbeiten. Außerdem sollte die Lebensqualität notiert werden. Hierzu gehören wichtige Ereignisse, vorherrschende Stimmungen, Schlafdauer und -qualität und ähnliches.
So kann nachvollzogen werden, welche Therapien und welche Lebensumstände helfen oder schaden. Sich selber kennenzulernen ist einer der wichtigsten Heilfaktoren.

Medikamente
Jedem Menschen muss klar sein welche Wirkung die Medikamente, die er nimmt haben, welche Nebenwirkungen möglich sind und wie sie mit anderen Medikamenten in Wechselwirkung stehen. Immer solle es das Ziel sein keine oder zumindest so wenig Medikamente wie möglich zu nehmen. Medikamente greifen in empfindliche Wechselkreisläufe des Körpers ein und erschweren damit die Eigenregulation des Körpers. Rezeptpflichte Medikamente greifen in der Regel mehr in Körperabläufe ein und sollten deshalb mit großer Vorsicht und nur, wenn es keine Alternativen gibt eingenommen werden.
Vieles kann durch eine Lebensstiländerung behoben werden. Einige Männer z.B., die sich Viagra verschreiben lassen, könnten in sehr vielen Fällen auch den Erektionsstörungen mit Gewichtsreduktion und einem Beckenbodentraining begegnen.
Einige Arzneien werden rein präventiv verschrieben. Zum Beispiel Aspirin um Infarkten vorzubeugen. Ein anderer Lebensstil kann den gleichen Effekt haben.

Manche Menschen nehmen so viele Medikamente, dass weder sie noch ihre Ärzte die Wirkungen und Wechselwirkungen des Medikamentencocktails überblicken. Insbesondere, wenn die Arzneien von verschiedenen Ärzten verschrieben worden sind. Ein Fachmann für Medikamente in einer großen deutschen Medizinischen Hochschule sagte einmal: „Wenn Menschen die mehr als 16 Medikamente nehmen, einfach die Hälfte weglassen würden, steigere sich dadurch deutlich deren Lebenserwartung, wobei es gleichgültig ist, welche Hälfte sie weglassen."

So wenig Medikamente wie möglich
Es ist wichtig sich darüber zu informieren, welche Möglichkeiten es gibt die Dosierung zu reduzieren und es ist wichtig auf individuelle Besonderheiten zu achten. Braucht man vielleicht weniger Medikamente, wenn man sich mehr bewegt oder glücklicher ist?

Wer profitiert von Krankheit?
Das Gesundheitswesen ist inzwischen ein sehr großer Markt geworden und sehr viele Menschen möchten damit Geld verdienen. Auch deswegen ist stets danach zu fragen wer an mir und meiner Krankheit verdient. Wer profitiert von meiner Krankheit? Wer hat Interesse daran, dass ich gesund werde oder krank bleibe? Aber auch Fragen wie: Wer ist mein Geld wert? Wer will und kann mir wirklich helfen? Welche Beweise und Belege gibt es dafür? Aber auch: Was tut mir gut? Manche Menschen behaupten, für die Pharmaindustrie gäbe es kaum etwas Besseres, als einen chronisch kranken Menschen.

Vitamintabletten besser weglassen
Nahrungsergänzungsmittel wie Vitamin- oder Mineralstofftabletten sind in der Regel unnötig, wenn man sich vernünftig ernährt. Veganer sollten Vitamin B 12 zu sich nehmen. Ansonsten suggerieren Tabletten immer, dass irgendetwas was schief läuft und auf eine bequeme Art wieder in Ordnung gebracht werden kann. Manche Menschen denken, sie bräuchten nur ein paar Vitamintabletten nehmen und schon können sie fast food und Süßigkeitenkonsum damit ausgleichen. Das ist natürlich Unsinn.

Schmerzen
Schmerzen sind stets subjektiv und hängen nur zum Teil mit dem verletzten Körperteil oder Organ zu tun. Hinzu kommen psychische und mentale Prozesse wie Erinnerungen, Erwartungen, Erfahrungen, Emotionen und kulturelle Einflüsse die das Schmerzerlebnis fühlbar machen. Berührungen eines geliebten Menschen können Schmerzen reduzieren und Einsamkeit und zwischenmenschliche Spannungen können Schmerzen verstärken. Menschen empfinden den gleichen Schmerzreiz, etwa bei Versuchen im Labor, völlig unterschiedlich. Schmerz an sich ist etwas Gutes, weil er das Lebewesen darauf hinweist, dass etwas nicht in Ordnung ist und Maßnahmen getroffen werden müssen, damit man wieder heil wird. Manchmal geschieht es aber bei chronischen Schmerzen, dass sie sich verselbstständigen und keinen oder kaum

einen unmittelbaren Zweck mehr haben. Das eindrücklichste Beispiel ist wohl der Phantomschmerz amputierter Gliedmaßen.

Da Schmerz immer auch einen mentalen und psychischen Anteil hat ist es sinnvoll bei chronischen Schmerzen diesen auch zu berücksichtigen und zu behandeln, etwa in einer Schmerzklinik mit verhaltenstherapeutischen Interventionen. Das Ziel sollte es sein komplett ohne Medikamente auszukommen oder diese zumindest zu reduzieren. Manche Schmerzmittel lösen auch erst einen chronischen Schmerz aus.

Alternative Medizin
Neben den üblichen schulmedizinischen Therapieverfahren ist es sehr oft eine gute Ergänzung oder sogar ein Ersatz sich nach alternativen Heilmethoden umzusehen. Hier ist selbstverständlich mit dem gleichen kritischen Blick heranzugehen wie an andere Therapievorschläge auch. Häufig sind alternative Therapiemethoden nebenwirkungsfrei und können einfach einmal ausprobiert werden. Wohltuend ist es auf jeden Fall von diesen Therapeuten ganzheitlich und als Mensch angesprochen zu werden, was in der Regel der Fall ist.

Eigene Entscheidungen treffen
Ganz gleich, was man macht, man sollte sich bewusst für oder gegen bestimmte Therapien entscheiden und letztendlich auch die Verantwortung dafür übernehmen. Auch wenn es zunächst einfacher erscheint die Verantwortung abzugeben, wird dieses Vorgehen doch langfristig eher schwächen. Mit jedem Abgeben der Verantwortung wächst die Unmündigkeit, schwinden immer mehr Kräfte. Andererseits werden Menschen stärker durch jede selbst getroffene Entscheidung, jede Beschäftigung mit der Erkrankung, jedes Diskutieren und Aushandeln mit Ärzten und Heilern. Aber – dazu muss man erst einmal leben wollen.

2. Die mentale Seite

Unter mental verstehe ich all das was sich unter Denken zusammenfassen lässt. Dazu gehören innere Einstellungen, Meinungen und Glaubenssätze, die Fähigkeit Entschlüsse zu fassen und diese umzusetzen. Eine gewisse Klarheit des Geistes, die Strukturiertheit des Denkens und den Mut den eigenen Weg zu gehen sind hilfreich, wenn man gesund werden möchte. Vieles davon lässt sich trainieren. Ein guter Anfang wäre ein Achtsamkeitstraining. Es gibt zahlreiche Studien, die viele positiven Wirkungen von Achtsamkeit bei nahezu allen Erkrankungen, gleich ob in erster Linie physischer oder psychischer Natur, belegen. Ein derartiges Training wirkt auch stärkend und harmonisierend und hat keinerlei Nebenwirkungen.

Die eigenen Einstellungen prüfen
Die innere Einstellung zu sich selbst, zur Krankheit, zum Leben und zum Tod beeinflussen körperliche Krankheits- und Gesundheitsprozesse. Es gab ein Experiment mit Reinigungskräften, denen gesagt wurde, dass ihre Tätigkeiten den Bewegungen in einem Fitnessstudio gleichen und besonders gesund seien und zur Gewichtsreduzierung, Fitness und Zufriedenheit beiträgen. Diese Reinigungskräfte fühlten sich einige Wochen nach diesen Informationen besser und sie hatten auch abgenommen. Die Vergleichsgruppe, die die Informationen nicht erhalten hatte, klagte über die stupide, ermüdende Arbeit und verlor auch kein Gewicht, obgleich beide Gruppen die gleichen Tätigkeiten ausführten.

Konstruktive Einstellungen entwickeln
Bewusste und nichtbewusste Einstellungen und Überzeugungen beeinflussen körperliche Prozesse und damit auch Krankheiten. Die wichtigsten inneren Überzeugungen sind oft nichtbewusst. Es gibt unterschiedliche Möglichkeiten sie zu erkennen und konstruktiv mit ihnen umzugehen. Manchmal kann man sie sich bewusst machen, manchmal kann man deren Wirkungen beobachten und dann auf innere Einstellungen schließen. Man kann sich die eigene Geschichte und insbesondere die eigene Familiengeschichte anschauen und versuchen herauszufinden, welche emotionalen Ereignisse zu welchen Schlussfolgerungen geführt haben können. Natürlich können Einstellungen und sogenannte Glaubenssätze verändert werden. Es ist hierbei immer gut die jeweilige positive

Absicht des Glaubenssatzes mitzudenken und die Auswirkungen einer Veränderung der inneren Einstellung zu beachten.
Es ist sicher hilfreich, sich dabei von Freunden oder Profis helfen zu lassen.

Entscheidung für das Leben

Dringend erforderlich ist es allerdings sich darüber klar zu werden, ob man wirklich leben will, auch wenn es vorkommen kann, dass Menschen trotz Lebenswillen erkranken. In jedem Fall ist eine bewusste und klare Entscheidung mit einer schlüssigen Begründung für das Leben zu fällen. Das ist das Wichtigste auf dem Weg zum Gesundwerden. Jede Faser des Körpers, des Geistes und der Seele muss leben wollen und bereit sein dafür alles Mögliche zu tun.

Eine chronische Erkrankung ist manchmal auch quasi eine Form des Suizids. Vielleicht findet man, man hätte genug gelebt oder befindet sich in einer derartig unbefriedigenden Lebenssituation, dass man vielleicht auch auf einer unbewussten Ebene meint, es wäre besser mit dem Leben aufzuhören. Falls dem so ist, sollte man sich eiligst einige sinnvolle Gründe für das Weiterleben schenken. Das schöne Buch: „Der geheime Plan Ihres Lebens" von Ruediger Schache ist da eine prima Anregung.

Ein sinnvolles Leben leben

Wenn man sich für das Weiterleben entschieden hat, muss man sich überlegen, was man mit seinem restlichen Leben anfangen möchte. Man braucht unbedingt eine positive Vorstellung davon, was man noch machen möchte. Neben der positiven Vision für das eigene Leben ist die Sinnfrage zu klären. Jeder Mensch kann einen persönlichen Sinn für sein Leben finden. Das ist unabhängig davon, ob es vielleicht einen übergeordneten Sinn für Menschenleben gibt. Häufig hat das, was Menschen als sinnvolles Leben empfinden mit anderen Lebewesen zu tun. Gesundbringend ist es nur, wenn es von positiven Werten geprägt ist. Liebe, Verständnis, Verzeihen, Hilfe, Respekt, Friedfertigkeit heilt.

Gute Gefühle tun gut

Dazu möchte ich zu einem Miniexperiment einladen: Denke für einen Moment an eine Situation, die negative Gefühle in Dir ausgelöst hat. Spüre diesen negativen Gefühlen wie Wut oder Ärger nach. Achte nun auf Deinen Körper insbesondere auf Deine Atmung und Deinen Puls. Löse Dich wieder von der Situation, lenke Dich ab, denke an etwas ganz anderes. Dann denke an eine Situation, die angenehme Gefühle wie Liebe oder Freude, Frieden oder Gelassenheit in Dir ausgelöst hat und achte wieder auch Deinen Körper. Man kann einen deutlichen Unterschied spüren und merkt auch gleich, welche Empfindung gesundheitsförderlicher ist.

Gutes Tun tut gut
Deshalb ist es eine gute Idee anderen Menschen zu helfen, auch, wenn man krank ist. Wenn es ehrlich ist und vom Herzen kommt, unterstützt diese Art des Lebens auch den eigenen Heilungsprozess. Außerdem kreisen Menschen, die sich auch um andere kümmern nicht so übermäßig gedanklich um sich selbst. Es ist natürlich gut sich mit sich selber auseinanderzusetzen. Gleichzeitig ist es gut einen Sinn im Leben zu finden, der außerhalb des eigenen Selbst liegt.

Eine Alternative sind alle schöpferischen, künstlerischen Prozesse, gleich welcher Richtung. Ein Buch zu schreiben, Bilder zu malen, Musik zu machen oder was auch immer hat eine sinnstiftende und heilende Wirkung.

Wer in seinem Leben ein Sinn sieht, wer gerne lebt und eine angenehme Vorstellung von seiner Zukunft hat, ist in der Regel gesünder und glücklicher.

Beweise Dir, dass Du leben möchtest
Es wird kaum genügen ein wenig über diese Themen nachzudenken.
Man muss sich selber beweisen, dass man leben möchte und wozu. Ansonsten werden es die Selbstheilungskräfte kaum für notwendig halten mit voller Energie den Genesungsprozess zu unterstützen.
Beweise für das Lebenwollen wären zum Beispiel klare Ziele und klare Taten. Es können auch kleine Schritte sein, doch es sollten Schritte sein. Kleine Erkrankungen bedürfen meist kleinere Veränderungen, schwere große Krankheiten große Veränderungen.

Veränderungen sind notwendig
Oft bedeutet eine chronische Erkrankung, dass es so wie bisher nicht weitergehen kann und eine grundsätzliche tiefgreifende Veränderung im Leben ansteht. Die meisten Menschen wissen schon irgendwo in sich, was schief läuft in ihrem Leben. Vielleicht ist es zur Zeit der falsche Partner oder der falsche Job, das falsche Land oder sonst etwas. Häufig fehlte der Mut zur Veränderung,

die chronische Erkrankung macht es nun eilig. Es gibt viele viele Geschichten von Menschen, die ihr Leben durch eine Erkrankung radikal änderten und die gesund wurden. Es ist inspirierend von solchen Menschen zu erfahren.

Eine Krankheit ist Teil des Selbst
Es ist wichtig sich mit seiner Erkrankung, als Teil des Selbst auseinanderzusetzen. Alle negativen Gefühle wie Schuldzuweisungen oder Beschimpfungen auf sich selber oder Organe sind zu unterlassen. Das nutzt nichts, es schadet eher. Die Lösung liegt in der Integration und Transformation. Ich halte auch von kriegerischen Vorstellungen wenig, die manche Heiler ihren Patienten anraten. So sollen sie sich etwa vorstellen bestimmte Zellen führen Krieg gegen andere Zellen. Wenn man Teile des eigenen Körpers als schlecht empfindet und dagegen ankämpft, kämpft man im Grunde genommen gegen sich selber, da alles ja Teil von einem ist. Das kann kaum gut werden.

Besser ist es zu verwandeln und zu integrieren. Jeder Teil des Körpers ist es wert liebevoll angenommen zu werden. Das betrifft besonders erkrankte Teile. Ich gehe davon aus, dass der Körper von sich aus gesund sein will und jeder Anteil seine Aufgabe bestmöglich erfüllen möchte. Manchmal gibt es eben mehr oder weniger unbewusste Gründe für ein Abweichen mit denen man sich dann eben zu beschäftigen hat.

Entdecke die positive Absicht
Als dem NLP kommt der schöne Gedanke der positiven Absicht hinter jedem Verhalten und jedem Symptom. Unabhängig davon wie wahr das Konzept ist, wenn man daran glaubt, ist es außerordentlich heilsam und stimmt versöhnlich. Dieser Theorie nach möchte jeder körperliche, psychische oder geistige Teil des Menschen etwas Sinnvolles für seinen Verantwortungsbereich oder für den Gesamtorganismus erreichen. Kopfschmerzen können zum Beispiel ein Signal zum dringend benötigten Ausruhen sein. Im NLP gibt es sogar die Möglichkeit mit diesen inneren Anteilen zu kommunizieren, um deren Absichten zu erkunden und bewusst sie darin zu unterstützen diese zu erfüllen, vielleicht aber auf einen anderen Weg. Um beim Beispiel mit den Kopfschmerzen zu bleiben: Wenn die Kopfschmerzen für einen bestimmten Menschen in einer bestimmten Situation ein Signal zum Ausruhen sind, könnte die betreffende Person natürlich auch ausruhen bevor der Schmerz beginnt. Wie falsch wäre es hier einfach eine Tablette zu nehmen und so weiter zu machen wie bisher.

Derartige Gedanken bringen immer mehr Verständnis und Versöhnung mit sich. Sie führen damit zu einer besonderen Form der inneren Ruhe und des Selbstvertrauens.

Das eigene Leben überdenken
Wer wirklich leben will, der kommt um eine Überprüfung des Lebensstils und der Lebensinhalte nicht herum. Jede Minute gehört auf den Prüfstand. Das ist auch eine Frage der geistigen Haltung. Das Ziel sollte ein selbstbestimmtes und autonomes Leben sein. Eine klare und ehrliche Analyse der Lebenssituation und eine klare Formulierung von Zielen werden auch den Weg klären. Die Zeit des Krankseins ist entsprechend zu nutzen und keinesfalls „totzuschlagen". Etwa mit Fernsehen, Computerspielen, sinnfreien Internetaufenthalten oder dem Lesen von „Schund". Gesund zu werden, etwa um mehr Zeit vor dem Fernseher verbringen zu können, ist ein schlechter Grund.

Gut geplante Schritte führen zum Erfolg
Selbstdisziplin und ein strukturierter Tagesablauf sind sicher hilfreich. Howard Friedman von der University California hat in einer Langzeitstudie gesundheitsfördernde Faktoren ausgemacht. In seinem Buch: „Die Long-Life-Formel: Die wahren Gründe für ein langes und glückliches Leben", sagt er: „Eine allzu leichtfertiger und undisziplinierte Lebenshaltung ist ebenso gefährlich wie medizinische Risikofaktoren."

Wichtig dürfte es sein in kleinen bewältigbaren Schritten vorzugehen. Kleinere Erfolge sind wertvoller als große kurzfristige Anstrengungen, die dann mit einem Rückfall in alte Gewohnheiten enden. Jeder Erfolgt stärkt das Vertrauen in das eigene Selbst. Das ist nicht nur gesund, es tut auch gut. Für manche Menschen kann es sinnvoll sein sich einer Gruppe mit Gleichgesinnten anzuschließen oder sich von Profis unterstützen zu lassen.

Der Pakt mit dem Teufel
Manchmal ist es hilfreich einen Pakt mit sich selber (oder wem auch immer) einzugehen, quasi als Beweis dafür, dass man leben möchte. Man bezahlt dann für seine Gesundheit, indem man sich etwas verspricht, was man dann tut. Diese Tradition ist sehr alt und war zum Beispiel ein häufiger Grund für Pilgerreisen.

Auch hier gilt die Orientierung an positiven Werten: Liebe, Verständnis, Verzeihen, Hilfe, Respekt, Friedfertigkeit. Zumindest darf es niemanden schaden. Allerdings muss man auch nicht allzu viel Rücksicht auf Andere nehmen. Manchmal versuchen andere Menschen einen aus egoistischen Gründen daran zu hindern eigene sinnvolle Wege zu gehen. Hier gehen Herzenswünsche vor. Aber es ist natürlich immer besser einvernehmliche Lösungen zu finden.

Jeder Weg zur Selbstverwirklichung kostet Kraft und jeder getane Schritt schenkt Kraft. Häufig ist Stärke und Fröhlichkeit ein Indiz dafür auf dem richtigen Weg zu sein.

3. Die körperliche Seite
Das Sein bestimmt das Bewusstsein

In Deutschland sterben die meisten Menschen (über 40%) an Erkrankungen des Kreislaufsystems gefolgt von Krebs (etwa 25%). „Einen frühzeitigen Tod stirbt derjenige, der sich schlecht ernährt, keinen Sport treibt, Übergewicht hat und raucht. Das sind die vier Faktoren, die einen erheblichen Einfluss auf die Länge des Lebens haben und darauf, ob man bis ins hohe Alter aktiv sein kann und ohne Schmerzen lebt", so der Ernährungsexperte David L. Katz im Zeit Magazin 3/2015. Seine Erkenntnisse fasst Katz in einer einfachen Formel zusammen: „Diejenigen, die alles falsch machen, haben ein um 80 Prozent erhöhtes Risiko, krank zu werden. Das heißt, sie bekommen sehr wahrscheinlich Diabetes oder ein Herzleiden, sie bekommen einen Schlaganfall und/oder werden dement. Wenn man dagegen alles richtig macht, reduziert man sein Erkrankungsrisiko um 80 Prozent."

Außerdem bemängelt er, dass viele Menschen eher auf ein gutes Aussehen, als auf Gesundheit fixiert sind, obgleich beides natürlich auch zusammenhängt: „Man sollte nicht so viel darüber nachdenken, wie man aussieht – man sollte sich eher fragen, wie man sich fühlt. Sich vital fühlen ist etwas Wunderbares. Gesund sein heißt nicht: Ich bin gerade nicht krank. Es bedeutet: Ich fühle mich großartig. Ich habe Energie, ich kann das tun, was ich tun will."

Dem Körper Gutes tun
Eine gesunde Lebensweise ist gerade für chronisch Kranke durch nichts zu ersetzen. Die Umstellung braucht seine Zeit. Aber man wird sich jeden Tag besser fühlen. Dieses gute Gefühl ist wesentlich stärker und nachhaltiger als der Schokoriegel oder das fernsehkonsumierende Sitzen auf dem Sofa von dem nichts bleibt als ein leeres Gefühl. Joggen durch den Wald oder ein frischer Salat hinterlassen ganz andere Gefühle. Es macht nicht nur den Körper fit, sondern stärkt auch den Geist.

Wer seinem Körper nicht gut tut und ihm nichts Gutes tut, so ist das eine Form der Selbstbestrafung. Vielleicht soll einen das auch davon abhalten mit Energie ein Leben zu leben, wie man es möchte. Und das hat wirklich nichts mit Geld zu tun. Denn die Dinge, die das Leben wirklich lebenswert machen sind umsonst. Sich selber zu akzeptieren und zu mögen ist dringende Voraussetzung für eine gesunde Lebensweise. Körper, Geist und Seele hängen immer zusammen. Wenn man eine Seite stärkt, wird das auch Auswirkungen auf andere Bereiche haben.

Die drei großen körperlichen Bereiche, die den Heilungsprozess wirklich effektiv unterstützen, sollten unverzüglich angegangen werden: Ernährung, Bewegung, Entspannung. Wer leben will, tut das.

Ernährung

Die Rolle der Ernährung gewinnt zunehmend im Bereich Gesundheit an Bedeutung. Leider weisen Ärzte viel zu selten auf die heilunterstützende Bedeutung von Lebensmitteln hin, obgleich in mehreren Studien festgestellt wurde wie wichtig das ist.

8 Portionen Gemüse oder Obst täglich reduzieren das Risiko einer koronaren Herzkrankheit um 20%. Der Blutdruck senkt sich, das Risiko an Diabetes II zu erkranken verringert sich. Derzeit werden auch ernährungsbedingte Faktoren beim Entstehen psychischer Erkrankungen diskutiert. Nach dem Krebsbericht des Jahres 2014 der Weltgesundheitsorganisation wird für ein Drittel der Krebserkrankungen falsche Ernährung und Übergewicht verantwortlich gemacht.

Vegane Ernährung tut gut

Ich rate eindringlich zu einer nahezu veganen Ernährung. Eine Ernährung ohne tierische Produkte, also ohne Fleisch, Eier, Milch und Milcherzeugnisse. Dazu sollten vorher ausreichend Informationen eingeholt werden. Der Film „Gabel statt Skalpell" gibt einen guten ersten Überblick. Es ist wichtig auf Vielfalt zu achten.

Mit einer veganen Ernährung dürfte sich deutlich die Gefahr verringern an Herzkrankheiten, Nierensteinen, Krebs, Bluthochdruck, überhöhten Cholesterinspiegel, Alzheimer, Magen- und Darmirritationen und -geschwüren und Diabetes zu erkranken.

Bakterienfreundlicher leben
Sinnvoll könnte zudem ab und zu etwas Joghurt mit rechtsdrehenden Bakterien sein. Das interessante Buch „Darm mit Charme" von Giulia Enders hat mich zu der Ansicht bewogen, sich bakterienfreundlicher (was zumindest die „Guten" betrifft) zu verhalten, also eher nicht häufiger als alle zwei Tage zu duschen, (im Normalfall) keine Desinfektionsmittel verwenden, sehr gut überlegen, ob man Antibiotika nehmen möchte, wobei die Standardfrage an den behandelnden Arzt lauten muss: „Welche Alternativen sind denkbar?" und die „Guten" im Darm gut füttern, die eher Schädlichen aushungern z.B. indem man keine Süßigkeiten isst.

Beste Qualität von Lebensmitteln bevorzugen
Zu sich nehmen sollte man ausschließlich erstklassige Lebensmittel in Bioqualität. Diese Produkte enthalten mehr Vitalstoffe und weniger Pestizide und schmecken auch besser, weswegen man mehr Obst und Gemüse zu sich nimmt. Alle Lebensmittel sollten möglichst schonend selber zubereitet werden. Je unverarbeiteter Lebensmittel sind desto besser ist es. Das bedeutet vieles an Obst und Gemüse roh zu verzehren oder schonend kochen. Auch viele andere Dinge etwa Brotaufstriche kann man gut selber zubereiten.

Am besten selber kochen
In Fertiglebensmitteln sind in der Regel chemische Zusatzstoffe enthalten, die den Körper wahrscheinlich belasten. Außerdem häufig, wohl um deren Absatz zu steigern, zuviel Zucker und Salz, selbst da, wo man es nicht vermutet. Die Ernährungsexpertin Tanja Busse empfiehlt niemals ein Produkt mit mehr als 5 Inhaltsstoffen zu sich zu nehmen. Am besten man kennt sie. Im Grunde genommen reduziert sich das Essen also auf Gemüse, Obst, Hülsenfrüchte, Getreide und Getreideprodukte wie Brot oder Haferflocken, Sojaprodukte, Pflanzenöle, ein paar Nüsse, Kräutertee und Wasser. Alles so frisch wie möglich und in Bioqualität. Das hört sich radikal an, hat aber eine sehr gute Wirkung und es lohnt sich. Schon bald wird man fühlen wie der Energielevel steigt, da der Körper nicht mehr so viele Kräfte für die Verdauung erübrigen muss.

Man sollte kein Fast Food zu sich nehmen, keine Süßigkeiten, keine Chips, keine Eier, kein Gebäck, keine Tiefkühlkost (außer Obst und Gemüse, wenn es sich um einzelne unverarbeitete Obst- oder Gemüsesorten ohne Zusätze handelt), kein Zucker und kein Süßstoff, kein Alkohol, keine Zigaretten und besser auch kein Essen aus Kantinen auch nicht in Krankenhäusern oder davon nur sehr ausgewählte Nahrungsmittel und dies stets zusätzlich mit frischem Obst und Gemüse ergänzen. Kantinenessen ist meist weder frisch noch in bester Bioqualität, da viele Großküchen unter einem Kostendruck stehen.

Essen wird bald wieder zum Genuss

Man sollte sich also **zunächst** von dem Gedanken zu verabschieden, dass Essen Genuss bedeutet. Hier bedeutet es Medizin. Viele Menschen haben eine Vorliebe für fettreiche und kalorienreiche Ernährung. Manchmal ist das eine Ersatzbefriedigung für ganz andere Bedürfnisse. Es ist besser die Ursprungsbedürfnisse zu befriedigen. Bei Obst und Gemüse in guter Qualität wird sich der Essensgenuss bald wieder in verändertet Form einstellen. Der Geschmack stellt sich nach kurzer Abstinenz von zuviel Zucker, Fett, und Salz wieder ein und man wird die Orange oder die Mohrrübe genießen können und man wird dann auch kein fetthaltiges oder süßes Essen mehr mögen und auch keines tierischen Ursprungs. Körperlich werden wunderbare Dinge geschehen: Vom Gefühl der Fitness und des Wohlbefindens über eine geregelte Verdauung zum besseren Hautbild, einer dauerhaften Gewichtsabnahme und in der Regel der Verbesserung von Krankheitssymptomen.

Regelmäßig Essen

Es ist auch besser etwas weniger zu essen. Aber bei den vorgeschlagenen Lebensmitteln ist die Menge nie ein Problem. Wenn man nur das zu sich nimmt, kann man soviel essen wie man möchte, man wird oder bleibt schlank. Auf jeden Fall muss Übergewicht abgebaut werden. Hunger zu haben ist nie gut. Deswegen ist es besser regelmäßig zu Essen und zwar bevor man (Heiß-) Hunger hat und dann womöglich Ungesundes schnell in sich hineinschlingt. Zusätzlich zu regelmäßigen Hauptmahlzeiten kann man zwischendurch Obst oder rohes (in diesem Zustand genießbares) Gemüse essen. Und zwar ohne Limit.

Bewegung

Die zweite starke Gesundheitssäule ist Bewegung. Bewegung ist sowohl für den Körper als auch für die Psyche sehr wichtig. In einer Studie wurde festgestellt, dass Sport auf Depressive ebenso gut wirkt wie eine Psychotherapie. Nahezu alle der sogenannten Zivilisationserkrankungen können durch Bewegung positiv beeinflusst werden. So kann in der Anfangsphase einer Diabetes-2-Erkrankung durch körperliche Bewegung sogar eine beginnende Insulinresistenz wieder umgekehrt werden. Blutfettwerte und Blutdruck sinken, das schädliche LDL-Cholesterin nimmt ab. Die Bildung von Ablagerungen in den Gefäßen wird verhindert. Somit sinkt das Risiko für einen Schlaganfall oder einen Herzinfarkt. Auch bei Krebspatienten verbessert sich durch Bewegung der Allgemeinzustand in der Regel erheblich. Außerdem stellt sich meist wieder Lust und Freude am Sex ein.

Eine Bewegungsform wählen, die zu einem passt
Es sollte natürlich eine Sportart gewählt werden, die einem gefällt und in Dauer und Art zu einem passt. Gut wäre es an 5 Tagen in der Woche für etwa eine halbe bis eine Stunde lang Sport zu machen. Das Minimum wäre jeden Tag ein flotter Spaziergang von einer halben Stunde.

Viele Sportvereine bieten Fitnessgymnastik für Menschen jedes Alters an. Das ist nicht teuer und hilft, da es regelmäßige Termine sind und meist nette Menschen da sind. Joggen ist sicher leicht zu bewerkstelligen, da man dies machen kann, wann immer man möchte. Wer es nicht gewohnt ist, beginnt ganz langsam, hält sich etwa zunächst eine gute halbe Stunde draußen auf und joggt dann immer wieder ein paar Minuten und geht in der übrigen Zeit. Auch Schwimmen ist leicht im Alltag zu bewerkstelligen. Yoga hat eine ganz wunderbare Wirkung auf Psyche und den Körper. Neben allgemeiner Fitness werden hier auch die inneren Organe massiert und die Faszien gedehnt. Aquafitness ist unübertroffen für Menschen, die abnehmen wollen und für alle mit chronischen Erkrankungen am Bewegungsapparat. Natürlich kann man auch Sport- und Bewegungsarten mischen, um für eine ausgeglichene Belastung und Abwechslung zu sorgen.

Günstig wirkt sich Bewegung an der frischen Luft in natürlicher Umgebung aus, doch wer meint nur im Fitnessstudio glücklich Sport treiben zu können, dann ist das auch in Ordnung.

Bewegung in den Alltag einbauen
Zusätzlich sollte man bei alltäglichen Wegen so viel wie möglich zu Fuß gehen. Die Treppe statt den Fahrstuhl nehmen, stets etwas weiter entfernt vom Zielort das Auto abstellen, mit dem Rad kürzere oder längere Wege erledigen. Männer

mögen häufig Schrittzähler, weil dann so schön schwarz auf weiß steht, dass man sich genug bewegt hat. Dann wären über 6.000 Schritte schon gut. Hierfür gibt es auch hilfreiche Apps.

Entspannung

Ruhe und Entspannung fördern Heilungsprozesse. Laut Wikipedia ist eine Wirksamkeit von Entspannungsverfahren bei folgenden körperlichen Erkrankungen nachgewiesen: Bluthochdruck, koronare Herzerkrankungen, periphere Durchblutungsstörungen, Asthma bronchiale, gastrointestinale Störungen, Kopfschmerzen vom Migräne- und Spannungstyp, akute und chronische Schmerzen, Schlafstörungen, sexuelle Funktionsstörungen und somatoforme Störungen.

Es ist aber wichtig sich „richtig" zu entspannen. Fernsehen dürfte eher keine heilende Wirkung haben, da zum Beispiel das Gehirn nicht wirklich abschalten kann, auch wenn einem das subjektiv so vorkommen mag. Entspannung ist also etwas mehr als Nichts zu tun.

Richtig entspannen
Meditation, in welcher Form auch immer, hat inzwischen, wissenschaftlich belegt, eine eindeutig gesundheitsfördernde Wirkung. Das gleiche trifft auf Achtsamkeit zu, was quasi die kleine Schwester der Meditation ist. Auch Progressive Muskelentspannung, autogenes Training, Quigong oder Yoga eignen sich.

Sich richtig zu entspannen kann man lernen wie andere Dinge auch. Kurse sind da sicher hilfreicher als es selber zu versuchen. Oft klappt das aber auch. Eine gute grundlegende Information hilft dabei, dass die Übungen ihre volle Wirkung entfalten können. Ein dreiwöchiger Kurs einer speziellen Form der Meditation für chronisch Kranke (MBSR-Programm) ist in dem Buch „Gesund durch Meditation" von Jon Kabat-Zinn zu finden.

Auch sogenannte energetische Methoden, wie Reiki, können bei manchen Menschen eine gute Wirkung haben. Zumindest ist eine Reiki-Massage höchst angenehm und ermöglicht eine grundlegende Entspannung, die auf jeden Fall gesund ist.

Sich von Stress befreien
Gleichzeitig ist es wichtig Stressoren zu unterlassen. Diese sind höchst subjektiv und verschlimmern die Erkrankungen eher. Einige wenige Formen von Stress tun gut, wie zum Beispiel sich zu verlieben oder zu verreisen. Zunächst einmal sollte das eigene Leben auf alle Arten von Stress untersucht werden. Dann gibt es immer zwei Möglichkeiten wie damit umzugehen ist: Entweder man verändert die externe Welt oder die interne Welt. Beides führt zum gleichen Ergebnis. Bei Veränderungen der äußeren Dinge geht es schlicht darum die Stressoren zu entfernen. Dinge, die einen dauerhaft in Stress versetzen, sollten ohnehin entfernt werden. Manchmal muss man dabei rigoros sein, etwa sich vom Job oder Partner trennen manchmal sogar risikofreudig oder auch rücksichtslos. Wenn man darüber nachdenkt, dass bei einer chronischen Erkrankung oder dem eigenen Tod man dann ohnehin bestimmte Dinge nicht mehr machen kann, kann man dies auch gleich sein lassen, wenn es dem eigenen Überleben dient. Sich durch eine Erkrankung oder den Tod aus der Affäre zu ziehen ist doch sehr feige.

Ereignisse anders bewerten
Die andere Möglichkeit besteht darin zu lernen Stressvolles anders zu bewerten. Also eine interne Veränderung zu durchlaufen. Ein Beispiel dafür wären etwa notwendige Gespräche mit wichtigen Menschen. Das kann einen schon Tage vorher und auch danach in Stress versetzen, doch dies komplett aufzugeben wäre wenig sinnvoll, wie z.B. wichtige Gespräche mit Ärzten. Es gibt verschiedene Methoden zu lernen mit Stress anders umzugehen. Leider ist kaum etwas dabei, was allen Menschen gleichermaßen hilft, so bleibt nur ein mehr oder weniger mühevolles oder auch spaßiges Ausprobieren. Eine Stärkung des Selbstbewusstseins wird sicher so oder so helfen.

3. Die psychische Seite
Das Bewusstsein bestimmt das Sein

Zufriedenheit beeinflusst das körperliche Wohlbefinden, Lächeln stimuliert das Immunsystem und positive Gefühle senken den Puls und verbessern die Durchblutung. Demgegenüber verringert Stress die Anzahl der Abwehrzellen. Einer Langzeitstudie der Universität Chicago entsprechend sind Menschen in einer unglücklichen Partnerschaft besonders gefährdet an Bluthochdruck und oder Ateriosklerose zu erkranken und einen Herzinfarkt oder Hirnschlag zu erleiden. Das psychische Befinden hat ganz klar Auswirkungen auf das körperliche Befinden und damit auch auf Krankheiten. Gefühle wie Freude, Dankbarkeit, Fröhlichkeit und Zufriedenheit unterstützen den Heilungsprozess. Der Arzt Walter Möbius erzählte einmal von einer Frau, die unter Herzschwäche litt und keinen Sinn mehr im Leben sah. Sie war sozusagen medizinisch austherapiert und er wusste nicht, was er noch machen könne. Da malte er eine rote Rose auf eine weiße Karteikarte, schrieb darunter „Für Ännchen". Die Frau erholte sich wieder. Durch dieses kleine Zeichen der Zuwendung kehrte ihr Lebensmut zurück. Leider habe ich häufig den Eindruck, dass persönliche mitfühlende Zuwendung seitens der Ärzte und auch des Pflegepersonals immer mehr abnimmt, obgleich jeder weiß, dass es Patienten auch gesundheitlich gut tut. Die persönliche Distanz scheint aber mit zunehmender Professionalisierung immer größer zu werden. Wann wird sich das wieder ändern?

Öfter positive Gefühle erleben
Man sollte sich Gedanken machen, wann man normalerweise angenehme Gefühle erlebt und entsprechende Situationen dann initiieren. Natürlich kann man aber auch Gefühle erleben, ohne die passende reelle Situation. Es genügt, wenn man sich an eine reelle Situation erinnert oder auch nur dem Gefühl nachspürt und dabei versucht auf die Qualität des Gefühls zu achten. So kann Freude zum Beispiel ein dynamisches Gefühl sein, welches vom Bauchraum in den ganzen Körper ausstrahlt und sich wellenförmig fortbewegt.

Positive Gefühle für sich selber erleben
Sich selber zu lieben oder zumindest zu mögen ist sicher auch etwas Gesundheitsförderndes. Wer sich selber mag, geht mit sich selber auch

freundlich und achtsam um. Man sollte mit sich selber mindestens so freundlich umgehen, wie man sich dies von anderen Menschen wünscht. Auch hier wäre eine grundlegende Analyse, was man an sich mag, was man kann, was man bewahren möchte, was man verändern möchte, ratsam. Stets ist ein geduldiger und respektvoller Umgangston mit sich selber wichtig und dann wird auch vieles von dem, was man sich von sich selber wünscht klappen. Das wird auch positive Wirkungen auf das Selbstwertgefühl haben.

Organsprache und Krankheitsgewinn
Manchmal nutzt die Psyche bzw. das Unbewusste körperliche Erkrankungen um bestimmte Ziele zu erreichen. Es gibt unterschiedliche Möglichkeiten dem Sinn der Krankheit auf die Spur zu kommen, obgleich es sicher auch vorkommen kann, dass eine Erkrankung keinen Sinn hat. Doch viele Menschen wissen in klaren Momenten schon, warum sie krank geworden sind.

Organsprache

Man kann zwischen der sogenannten Organsprache und einem möglichen Krankheitsgewinnen unterscheiden. Mit Organsprache ist der körperliche Ausdruck psychischer Befindlichkeiten gemeint. Zum Beispiel kann man bei Schnupfen „die Nase voll haben", also von etwas genug haben, über die eigenen Grenzen gegangen zu sein und ähnliches. Es gibt eine Reihe von Büchern um sich anregen lassen zu können, was die eigene Erkrankung für eine Bedeutung haben könnte. Z.B. Thorwald Dethlefsen „Krankheit als Weg", Louise Hay: „Heile Deinen Körper", oder „Liebe Deine Krankheit, denn sie hält Dich gesund" von John Harrison.
Natürlich sind die Deutungen der Bücher stets als Anregungen zu betrachten, denn jeder Mensch ist anders und eine individuelle Deutung ist sinnvoll.

Aus der Deutung dürften sich Lebensaufgaben ergeben, die sich kein anderer als man selbst stellen sollte, auch wenn man sich dabei von Freunden oder professionellen Therapeuten oder Beratern helfen lassen kann und sollte.

Krankheitsgewinn

Die zweite grundsätzlich psychische Seite einer Krankheit ist der sogenannte Krankheitsgewinn. Darunter versteht man objektive und/oder subjektive Vorteile, die man aus der Krankheit zieht. Das kann bewusst sein, aber auch nichtbewusst. Klassisch wäre etwa, dass man Mitgefühl erhält oder von seinen Pflichten entbunden wird, bestimmter Dinge tun darf oder andere nicht mehrt tun muss. Im Anhang befindet sich eine Liste mit Leitfragen, um eventuell vorhandene Vorteile zu erkennen.

Krankheit als Chance
Viele Menschen entdecken in Krisen früher oder später etwas Positives. Es sind Impulsgeber, die dem Leben eine neue Richtung geben. Manchmal zwingen einen Krankheiten dazu das Leben zu verändern. Es ist zumindest immer ein Zeichen, dass es nicht so weiter gehen kann wie bisher.

Eine schwere Erkrankung sollte immer ein Anlass dazu sein das eigene Leben zu durchdenken und neu zu ordnen. Das ist eine Aufgabe, die man in erster Linie alleine durchführen muss. Man kann sich von professionellen Helfern dabei unterstützen lassen, eher nicht von Angehörigen oder Freunden, da hier ein Eigennutz nicht ausgeschlossen werden kann. Am besten geht man dazu aus der vertrauten Umgebung in eine Umwelt, die wenig Ablenkung bietet. Zum Beispiel ein Kurzurlaub am Meer. Selbstverständlich allein.

Folgende Leitfragen können behilflich sein.

- Wie möchte ich gerne leben?
- Was und wie möchte ich arbeiten?
- Wie möchte ich meine Liebesbeziehung gestalten?
- Wie ist mein Grundgefühl?
- Welche Veränderungen meines Grundgefühls gab es in meinem Leben aus welchen Gründen?
- Was habe ich versäumt zu tun?
- Was hätte ich tun müssen?
- Was habe ich getan, was sich als falsch erwiesen hat?
- Was bereue ich?
- Welche Fehler habe ich gemacht, die meinem Leben eine falsche Richtung gegeben haben?

- Wozu fehlte mir der Mut, was zu tun?
- Was fehlt mir zum Glücklichsein?

Jeder Mensch kann eine Aufgabe in diesem Leben finden und ein sinnvolles Leben leben. Manchmal ist es etwas schwierig sie herauszufinden. Eine gute Hilfe sind allerlei Listen mit, Interessen, Tätigkeiten (auch als Kind), die einem Freude machen, Talente.

Wenn man nicht so recht auf Antworten kommt, kann man auch damit beginnen Dinge oder auch Menschen in seinem Leben zu reduzieren. Wenn es Hohlräume gibt, wird ein Bedürfnis entstehen diese neu und besser zu füllen. Man kann damit beginnen alles wegzulassen, was ablenkt und wovon man meint, es tue einem auf die eine oder andere Weise nicht gut. Das können kleinere Dinge sein, wie es aufzugeben Fernsehen zu gucken oder im Internet unterwegs zu sein oder größere, wie die Aufgabe des Jobs oder der Partnerschaft oder anderer familiärer Beziehungen.

Mut zu Veränderungen
Veränderungen, gerade Größere, machen immer auch Angst. Es tut gut sich Geschichten von Menschen erzählen zu lassen, die das geschafft haben und nun ein besseres Leben führen als zuvor. Die Zeitschrift „Happinez" und auch das Internet ist voll davon und sie können zu eigenen Veränderungen inspirieren.
Manchmal klappen auch Veränderungen auf Probe, etwa eine längere Auszeit vom Job oder eine Trennung auf Probe vom Partner. Es gibt immer Möglichkeiten zu kleinen oder großen Veränderungen. Manches will natürlich gut überlegt sein, um andere Menschen nicht zu sehr zu schädigen, denn daraus wird selten etwas Gutes.
Manchmal glaubt man aber auch nur bestimmte Dinge tun zu müssen. Doch muss man z.B. beim alkoholkranken Ehepartner bleiben? Es ist schwierig zwischen berechtigten eigenen Interessen und den berechtigten Interessen anderer Menschen eine Balance zu finden. Um den Grad des eigenen Egoismus einzuschätzen, sind hier sicher auch Gespräche hilfreich.

Frühkindliche Traumate heilen (lassen)
In jüngerer Zeit haben sich Psychologen mit dem Zusammenhang von traumatischen Kindheitserfahrungen und späteren Erkrankungen beschäftigt. Der Psychologe, Professor Christian Schubert, behauptet, dass jede negative Erfahrung vor allen in den ersten Lebensjahren und auch im Mutterleib, das

Risiko für alle möglichen Erkrankungen im späteren Leben steigert. Viele Psychologen orientieren sich hierbei an der sogenannten Bindungstheorie, die besagt, dass Kinder, deren Eltern oder Bezugsperson sich nicht feinfühlig und verständnisvoll und verlässlich um ihre Kinder gekümmert haben, dadurch eine Reihe von Folgeschäden zu ertragen haben. Dazu gehören auch chronische Erkrankungen, die (auch) durch lang anhaltenden Stress in der Kindheit entstehen. Schätzungsweise gehören etwa 40 % aller Kinder zu den sogenannten „nicht sicher gebundenen Kindern". Gute Bindungserfahrungen können durchaus nachgeholt werden. Es bleibt dennoch ein hoher Prozentsatz an erwachsenen Menschen, die besonders gefährdet sind.

Es ist dringend anzuraten, dass sich chronisch Erkrankte von einem Psychologen auf frühkindliche Traumata hin untersuchen und diese behandeln lassen. Das ist inzwischen gut möglich und meistens auch erfolgreich. Es ist meist besser dies einen professionellen Helfer machen zu lassen, da man ausschließlich durch das eigene Nachdenken nicht immer all das erkennt, was schräg gelaufen ist. Zusätzlich ist die eigene Analyse, das eigene Reflektieren natürlich genauso notwendig wie sinnvoll.

Einen guten Therapeuten finden
Leider gibt es auch unter psychologischen Behandlern einige die keine gute Arbeit leisten. Der Therapieforscher Michael Lambert aus Utah schätzt, dass 10% der Therapeuten so schlecht sind, dass sie den Patienten schaden. In Deutschland dürften die Zahlen ähnlich sein. Hier beginnt gerade erst diese Art der Forschung. Manchmal liegt es daran, dass Patient und Behandler einfach nicht zusammen passen, dass die Therapiemethode nicht zum Patienten passt und manchmal auch daran, dass der Behandler eben kein guter Behandler ist. Diese Menschen gibt es in jedem Beruf, so auch in diesem. Es ist gut und richtig sich auf das eigene Gefühl zu verlassen und zu bemerken, ob die Therapie einem gut tut oder nicht. Wenn das nicht der Fall ist, man die Methode oder den Bahandler nicht mag, sollte man wechseln.

Therapeutische Methoden
Es ist natürlich hilfreich sich vorab über Methoden und Behandler zu informieren. Grundsätzlich gibt es tiefenpsychologische Verfahren, kognitive Verfahren und verhaltensorientierte Verfahren. Dazu noch einige Mischformen und spezielle Verfahren, die sich aber in eine der drei Richtungen einordnen lassen.

Psychoanalyse
Tiefenpsychologische Verfahren zielen auf die Analyse der mehr oder weniger gesamten Psyche ab mit einer Konzentration auf die Kindheit, da dieser Richtung entsprechend, Störungen ihren Ursprung dort haben. Der Patient redet mehr oder weniger frei über das was ihm durch den Kopf geht, der Therapeut hört mehr oder weniger zu. Das Ziel ist Unbewusstes bewusst zu machen und so eine Heilung durch Einsicht zu erreichen. Dieses Verfahren ist sehr zeitaufwendig.

Kognitive Verfahren
Kognitive Verfahren setzen darauf Störungen durch eine andere Art des Denkens zu beheben. Vieles was eine Störung verursacht, liegt nicht in der externen Welt begründet. Bei Zwangspatienten liegt es zum Beispiel nicht daran, dass sie dreckig sind und sich deswegen zum Beispiel ständig die Hände waschen müssen, sie meinen sie wären dreckig, auch wenn sie häufig rational wissen, dass sie es nicht sind. Auch bei Depressionen hat man herausgefunden, dass diese Menschen kein besonders unglückliches Leben führen, aber dies entsprechend düster bewerten. Das Denken, Einstellungen und Gefühle neu zu ordnen hat dann Auswirkungen auf das Verhalten, die Einstellungen und die Gefühle.
Humanistische Therapien können zu den kognitiven Therapien hinzugezählt werden. Sie gehen von einem kompetenten wertvollen Menschen aus, der alle Ressourcen in sich hat, um seine Probleme zu lösen. Der Therapeut spendet Wärme und Verständnis, so werden Selbstheilungskräfte in Gang gesetzt. Ein weiteres Ziel der Therapie ist es, Menschen in ihrer Selbstentfaltung zu begleiten.

Verhaltenstherapie
Verhaltenstherapien konzentrieren sich auf das Verhalten, aber auch auf Gefühle, Gedanken und Einstellungen. Der Klient lernt neue Verhaltensweisen und verlernt Unangemessene, ohne dass man sich sehr mit Ursachen beschäftigt. Diese Therapierichtung zeigt nach recht kurzer Zeit gute Effekte.

Wirkungen der Therapie
Natürlich sollte man sich auch mit Therapien auskennen, wenn man eine solche in Anspruch nehmen möchte und den Bahandler nach seinen Qualifikationen fragen, seinen Erfahrungen mit dem eigenem Problem und man sollte ihn mögen und ihm zutrauen einem zu helfen. Hilarion Petzold, einem

renommierten Therapieforscher zu Folge, wirkt die Therapiemethode mit 15 %, die therapeutische Beziehung mit 30%, der Placeboeffekte mit 15%, und zu 40% wirken extratherapeutische Faktoren, also Lebensstil und Lebensumstände, die nichts mit der Therapie zu tun haben.

5. Die Vergangenheit

Chronische Erkrankungen sind über einen längeren Zeitraum entstanden. Sie erscheinen nicht aus dem Nichts. Diese Entstehungsgeschichte gilt es zu ergründen: Welche wichtigen Ereignisse geschahen, als sich die Krankheit entwickelt hat? Welche Ursachen sind zu finden? Welche Zusammenhänge gibt es zwischen Lebensstil, persönlichen Einstellungen und Erkrankung? Was habe ich für, was gegen die Erkrankung getan?

Die meisten Erkrankungen haben multiple Ursachen, also viele Ursachen, die zusammenwirken und sich gegenseitig beeinflussen. Der Mix beinhaltet körperliche, mentale, psychische und natürlich externe Ursachen.

Die Vergangenheit wird konstruiert
Häufig geht es nicht nur um die Vergangenheit so wie sie geschehen ist, sondern um die subjektiv erlebte Vergangenheit, unanhängig davon, was davon wahr ist. Das Gedächtnis arbeitet nicht wie eine Videokamera, sondern ist höchst subjektiv, manchmal nicht korrekt und wird von der Gegenwart, Einstellungen und Emotionen beeinflusst. Es gibt auch keine Erinnerung, die gleich bleibt. Erinnerungen verändern sich. Daniel Schacter hat ein wunderbares Buch, „Wir sind Erinnerung", darüber geschrieben und es wird einem wirklich schwindelig, wenn man begreift, wie unzuverlässig das eigene Gedächtnis arbeitet.

Vieles hängt davon ab, wie wir unsere Vergangenheit bewerten. Zwei verschiedene Menschen können das gleiche Ereignis vollkommen unterschiedlich bewerten. Wenn also die eigene Vergangenheit ohnehin überwiegend konstruiert ist, dann kann man sie auch genauso gut so konstruieren, dass sie Heilungsprozesse unterstützt. Es ist sogar möglich sich eine komplett neue Vergangenheit zu „schenken" und darauf zu reagieren, anstatt auf die Vergangenheit, die (vermeintlich) die Reelle ist. Im NLP gibt es eine Methode die „Reimprinting" heißt und wenn alles klappt, hat man am Ende eine neue Vergangenheit oder zwei Vergangenheiten, die das gegenwärtige und zukünftige Leben ziemlich stark verändern. Hat man z.B. in seiner Kindheit gelernt, man sei nichts wert und hat sich deswegen in seinem Leben nicht gesundheitsbewusst verhalten, dann besteht die Möglichkeit dies zu verändern, indem man sich z.B. wertschätzende Eltern fantasiert. Im Reimprinting-Prozess ist es etwas komplizierter, aber prinzipiell funktioniert es so und zeigt gute Effekte. Zum Einstig in dieses Denken eignet sich das Buch „Du musst nicht bleiben, wie du bist" von Cora Besser-Siegmund und Harry Siegmund.

Tatsächlich kommt es auch ohne gezielte Intervention vor, dass man sich an etwas „erinnert", was niemals stattgefunden hat. Je öfter dabei diese „Erinnerung" abgerufen wird, desto stabiler wird sie.

Manchmal hilft es, wenn sich chronisch Erkrankte psychisch und physisch an die Zeit erinnern, als noch alles in Ordnung war. Es ist eine Art Referenzerlebnis und es kann dabei helfen sich Gesundheit vorzustellen.

Die Vergangenheit muss nicht die Zukunft bestimmen
Die Vergangenheit hat gute und schlechte Erfahrungen gebracht. Manchmal meint man, man könne gar nicht anders sein, als der oder die man ist, nach dieser Vergangenheit. Doch das stimmt nicht. Kein Mensch wird gezwungen auf seine Vergangenheit auf eine bestimmte Art und Weise zu reagieren, kein Mensch muss bleiben, wie er war, für jeden kann es eine bessere Zukunft geben.

6. Die Zukunft

Eine Erkrankung mit multiplen Ursachen erfordert auch multiple Lösungen. Es gibt immer viele Ebenen auf denen man ansetzen kann und sollte dies auch gleichzeitig tun. Schön wäre es, wenn es einen nichtärztlichen Gesundheitscoach geben könnte, der dabei behilflich ist, die körperlichen, mentalen und psychischen Ebenen zu koordinieren und einem dabei hilft den Überblick zu behalten. Aber auch hier sollte natürlich der Hauptteil der Arbeit von einem selber erledigt werden, weil nur so das wichtige Gefühl der Selbstwirksamkeit erlebbar wird, was die Persönlichkeit, das Selbstwertgefühl und die Gesundheit stärkt.

Einen guten Platz im Leben finden
Manchmal machen ungünstige Lebensumstände krank. Manchmal erleidet und erduldet man das eigene Leben. Sei es Dir wert Dein Leben nach Deinen Vorstellungen zu gestalten. Tu was immer Du dafür tun musst. Finde heraus was Du möchtest und finde heraus, ob es einen guten Platz für Dich gibt, der genau der richtige Platz für Dich ist.
Es ist wichtig sich über die eigene Zukunft, die eigenen Wünsche, Talente und Hoffnungen Gedanken zu machen. Was möchtest Du in Deinem Leben tun? Was möchtest Du noch mit Deiner restlichen Lebenszeit anfangen? Oder ist es genug?

Um eine chronische Erkrankung zu heilen braucht man eine verdammt gute Begründung warum man leben will. Es genügt nicht diese Gründe negativ zu formulieren, also mit Ereignissen, die man nicht erleben will wie: ich will nicht ins Krankenhaus, ich will nicht sterben etc. Es braucht starke positive Inhalte, die man in der Vorstellung sehen, hören, riechen, schmecken und fühlen kann.

Irgendwo ist immer ein Licht
Irgendwo ist immer Hoffnung. Zu viele Menschen sind mit ihrer Krankheit alleine. Im Krankenhaus gibt es etwa keinen angeregten Austausch über Krankheiten, Behandlungsmethoden, Kompetenzen von Ärzten, keine Selbsthilfegruppen, obgleich sich das anbieten würde. Es gibt auch kaum eine ernstzunehmende Patientenvertretung, die für eine bessere Betreuung, besseres

Essen, bessere Informationen und bessere Möglichkeiten zur Selbstbestimmung sorgen könnte. Das könnte die Hoffnung, die Selbstwirksamkeit und damit die Gesundheit stärken.

Natürlich kann man auch selber Licht sein, für andere Menschen, obwohl oder gerade weil man krank ist. Eine Untersuchung konnte zeigen, dass es den Schenkender glücklicher macht zu schenken, als den Beschenkten ein Geschenk zu empfangen. Oft ist es eine gute Idee, anderen Menschen das zu schenken, was man sich selber wünscht. Wie zum Beispiel Aufmerksamkeit, Verständnis oder praktische Hilfe.

Natürlich helfen manchmal auch Gebete. Wenn man nicht an einen Religionsgott glaubt, kann es auch ein Gebet an die Schöpferkraft oder die Natur sein. Es ist eine Form der Meditation, ein Sichversenken und eine Konzentration auf Wesentliches.

Irgendwo ist immer ein Licht. Irgendwo ist immer Hoffnung. Es gibt viel, was man für sich selber tun kann und es ist immer gut alle Bereiche des Menschen: Körper, Seele und Geist zu beachten und liebevoll und respektvoll mit sich selber umzugehen.

Anhang

Meine Geschichte

Meine Diagnose
Durch einen Zufallsbefund wurden bei mir im November 2011 stark erhöhte Leberwerte diagnostiziert. Der Gamma GT, hier exemplarisch, die anderen Leberwerte stiegen und sanken entsprechend, lag bei 260 U/l bei einem Normalwert von 40 U/l. Ein Jahr später sank dieser Werte (unerklärlicherweise) auf 162 U/l und stieg ein weiteres Jahr später, im Oktober 2013, rasant auf 444 U/l. Das jagte mir einen großen Schrecken ein. In dieser Zeit war mein Leben von Stress und Ärger durchzogen. Als damaliges Parteimitglied von B90/DIE GRÜNEN engagierte ich mich sehr in der Kommunalpolitik und in einer AG auf Regionsebene. Für die Partei und als Mitglieds des Bezirksrates und als stellvertretende Bezirksbürgermeisterin in einem Stadtteil von Hannover war ich ständig unterwegs, ständig musste ich balancieren zwischen Partei, Fraktion, anderen Parteien und war ständig unterwegs. Oft war es auch schön und hat Spaß gemacht, jedoch war es immer anstrengend. Viel Ärger generierte sich durch viele Streitereien mit anderen Parteimitgliedern. Vieles hat mit der Zusammenarbeit mit mir und der Partei nicht gepasst.

Mein Hausarzt konnte sich die hohen Leberwerte nicht erklären. Mir war klar, dass sie mit meinem Lebensstil zu tun hatten. Ich hatte immer öfter Schlafstörungen, lag mit Herzrasen nachts wach im Bett, kam kaum zur Ruhe. Mir war klar, dass ich etwas tun musste. Ich leitete den kompletten Rückzug aus der Politik ein und da ich immer noch nicht wusste worunter ich litt, suchte ich eine Praxis, die an das Krankenhaus Hildesheim angeschlossen war, auf. Diese diagnostizierte „Verdacht auf Autoimmuncholangitis", obgleich die Blutwerte der Erkrankung nicht ganz entsprachen. Mir wurde nahegelegt eine Leberpunktion durchführen zu lassen, was ich abgelehnt habe, da dies kein so kleiner Eingriff ist und ich meine Leber nicht weiter verletzen wollte. Außerdem gibt es für den Formenkreis „Autoimmunhepatitis" ohnehin zur Behandlung nur zwei Medikamente: UDC-Tabletten (nahezu ohne jegliche Nebenwirkungen) und Cortison. Also gleich, welche Erkrankung es ist, die Therapie besteht aus einem der beiden Medikamente und ich dachte mir, ich

versuche es mit den UDC-Tabletten und wenn das nicht wirkt eventuell mit Cortison. Das wäre dann auch eine Diagnosesicherung.
Auf jeden Fall war die Diagnose ein Schock, da die Erkrankung unbehandelt innerhalb von 5 Jahren zum Tod führen kann, wenn es etwas besser läuft zur Lebertransplantation, wenn es noch besser läuft zur lebenslangen Medikamenteneinnahme und wenn es prima läuft, dann kann die Medikamentengabe nach ein paar Jahren sukzessiv reduziert und dann ganz eingestellt werden. Eine Sonographie habe ich durchführen lassen, da dies unproblematisch ist.

Ich habe außerdem auf jeglichen Alkohol komplett verzichtet, obgleich ich vorher auch nicht besonders viel getrunken habe. Aber immerhin des Öfteren zwei Gläser Wein am Abend.
Im November hatte ich zwei NLP-Therapie (Psychotherapie) Sitzungen, die hilfreich waren und die Werte auch etwas nach unten brachten (auf 321 U/l).
Im Dezember 2013 habe ich mit einer Ozontherapie bei einem Heilpraktiker begonnen. Das hatte aber überhaupt keinen Effekt. Zumindest nicht auf die Leberwerte. Ich will nicht sagen, dass diese Art von Therapie nichts taugt, es war eben nur bei mir und bei dieser Erkrankung so.

Die Werte gingen im Januar 2014 wieder etwas nach oben. Der Gamma GT war bei 387 U/l.
Jetzt griff die Neuordnung in meinem Leben, ich hatte mich von allen politischen Aufgaben gelöst, hatte aber im Januar noch einigen privaten Stress durchzustehen, da mein Vater umzog.

Im Januar begann ich die UDC-Tabletten zu nehmen und die Werte gingen schnell auf einen Gamma Gt Wert von 176 U/l runter. Plötzlich lautete die (Verdachts-)Diagnose: primär-billiäre Zirrhose (PBC).
Im April 2014 hatte ich endlich einen Termin in der Leberambulanz der MHH erhalten. Diese diagnostizierte: Autoimmunhepatitis Typ 1. Ich habe alle Diagnosen angezweifelt, da irgendwelche Werte stets nicht ins Bild passten. Auch die MHH wollte natürlich eine Leberbiopsie vornehmen, was ich wiederum abgelehnt habe. Wir einigten uns darauf, dass wenn die Werte nicht weiter nach unten gingen, ich einen Versuch mit Cortison machen werde um die Diagnose auf diese Weise abzusichern. Das war mein Vorschlag und die Ärzte gingen darauf ein, nicht ohne mir zuvor etwas Angst mittels versteckter verbaler Drohungen einzujagen. Ich ließ mich davon nicht beeindrucken. Auf die Frage,

was ich denn noch für meine Gesundheit tun könne, antwortete ein Professor etwas lapidar: „Bleiben Sie so schlank wie sie sind." Kein Wort von Ernährung, Bewegung oder Entspannung. Nicht einmal ein Alkoholverbot wurde ausgesprochen.

Ich ließ die Leberwerte einmal im Monat kontrollieren und sie gingen immer weiter nach unten.

Meinen Informationen zu Folge gibt es Theorien, die Stress für die Entstehung von Autoimmunerkrankungen verantwortlich machen. Auch wenn der Stress aufhört, braucht es etwas, bis sich der Körper wieder auf eine normale Art auf (normale) Anspannung und Entspannung reagieren kann. Die Theorie war erst kürzlich in Amerika entwickelt wurden und meinen Ärzten komplett unbekannt.

Im Juni 2014 waren die Werte bei 125 U/l. In dieser Zeit habe ich eine Thymus-Therapie begonnen. Leider hatte diese auch keinen nennenswerten Effekt. Zu dieser Zeit und auch schon zuvor, habe ich mein Wissen über die vermutete Erkrankung kontinuierlich erweitert und nutzte es, um meinem Immunsystem zu erklären wie es besser für den Gesamtkörper handeln könnte und sandte auch immer an die Leber, Thymusdrüse, Nebennierenrinde, aber auch alle anderen Organe liebevolle Gedanken.

Ich kann nicht sagen, ob es physisch etwas gebracht hat, zumindest hat es mich mit meinem Körper immer wieder und immer mehr versöhnt und ich achtete immer mehr darauf meinem Körper etwas Gutes zu tun. So habe ich mir zum Beispiel einige wirklich schöne Aroma-Reiki-Massagen gegönnt, insbesondere dann, wenn die Werte geringer wurden. Als Belohnung quasi. Im September 2014 begann ich mit einen echten Yoga-Kurs, der mir sehr gut gefällt und mir sehr gut tut. Ich hatte vorher schon nahezu täglich Yoga für mich zu Hause gemacht, doch der Kurs hat die Qualität deutlich gesteigert.

Zur Zeit (Februar 2015) ist der Gamma-GT Wert bei 81 U/l. Es ist nur noch ein weiterer Wert leicht erhöht, alle anderen Leberwerte sind im Normalbereich. Ich reduziere (eigenmächtig) die Tabletten sehr behutsam und schaue gut danach, wie mein Körper darauf reagiert. Das hatte ich schon einmal, in einer eher (absichtlich) chaotischen Weise gemacht und die Werte erhöhten sich wieder. Ich möchte aber auf jeden Fall wieder ohne Tabletten leben können. Jetzt sieht es ganz gut aus. Ich bin also schon fast wieder ganz gesund. Überwiegend führe ich das auf die Veränderung meines Lebensstils zurück. Also auf die Bereiche: Ernährung, Entspannung und Bewegung.

Meine Ernährung
Ich ernähre mich weitestgehend vegan und Bio. Ab und zu esse ich etwas Bio-Lachs oder Bio-Thunfisch. Statt Milch verwende ich Sojamilch und wenn man die etwas teureren Sorten nimmt, kann man sich gut daran gewöhnen. Inzwischen mag ich keine Milch mehr. Ich trinke etwa 2 Liter Kräutertee am Tag, dazu etwas Bio-Apfelschorle ohne Süßstoffe. Kaffee trinke ich 2 Tassen pro Tag, schwarzen Tee überhaupt nicht. Meine Nierenwerte haben sich schlicht durch den vielen Kräutertee verbessert. Als Süßigkeitenersatz esse ich abends wenige Nüsse, wenige Trockenfrüchte (Aprikosen, Feigen, Pflaumen) und kleingeschnittenes Obst, gerne Orangen.
Die Kaffeemaschine habe ich durch einen Standmixer ersetzt. Das war eine tolle Idee. Seitdem gibt es ständig Smoothies. Eine prima Ergänzung zum Gemüse- und Obstknabbern.
Auf meinem Brot am Abend nehme ich entweder ein wenig Kräuterquark oder vegane Brotaufstriche aus dem Bioladen. Mittags esse ich immer warm und ich bin froh über die vielen veganen oder vegetarischen Kochbücher, zum Beispiel im Kleinformat vom GU Verlag oder die von dem smarten Attila Hildmann. Beide sind auch gut für Anfänger geeignet.

Mein Augenarzt! fragte mich einmal, wie viel Blätter Toilettenpapier ich brauche. Er sagte eins muss reichen, dann ist die Ernährung und der Stuhl in Ordnung. Ich hatte es damals kaum glauben wollen, aber ich denke heute, er hatte Recht. Es ist ein guter Hinweis darauf, ob man sich vernünftig ernährt und mit Darm und Verdauung alles in Ordnung ist.

Meine Bewegung
Ich gehe jeden Tag ungefähr eine Stunde mit meinem Hund an die frische Luft, meist in den Wald. Zusätzlich mache ich 5 Mal in der Woche Yoga, einmal davon in einem Kurs unter fachkundiger Anleitung. Manchmal ersetze ich das Yoga durch 20 Minuten Schwimmen oder 15 Minuten Joggen. Ich gehe stets viel zu Fuß oder benutze das Fahrrad, verwende Treppen, keine Rolltreppen etc. Inzwischen messe ich meine Schritte ab und zu mit einem Schrittzähler. Meist sind es zwischen 6.000 und 10.000 Schritte am Tag, dem Hund sei Dank.

Meine Entspannung
Weitestgehend habe ich alle Stressoren aus meinem Leben entfernt. Ich arbeite halbtags als Lehrerin und mache es gerne. Dieser Beruf hat mich nie wirklich

gestresst, auch wenn es manchmal anstrengend ist. Ich habe eine ausgewogene Freizeitgestaltung. Ich verbringe viel Zeit für mich und genieße es.
Ich lege mich nahezu immer mittags für eine dreiviertel Sunde hin und entspanne mich und höre dabei meist ein Hörbuch. Ich achte darauf genug zu schlafen und verbanne alles was stresst aus meinem Leben. Ab und zu gibt es sicher kleinere Ärgernisse, aber ich prüfe stets, ob diese chronisch werden könnten und ändere dann konsequent etwas. Auch die Spaziergänge in der Natur tragen zur Entspannung bei.

Obgleich ich täglich nur zwei Zigaretten rauchte, wusste ich, dass dies nicht gut für mich ist. Inzwischen bin ich bei fünf Zigaretten in der Woche angelangt. Manche der Nichtrauchertage sind schwer. Das Bedürfnis zu rauchen stark. Doch wenn ich es geschafft habe es sein zu lassen, bin ich am nächsten Morgen stolz darauf. Wenn ich mich an diesen Abenden an das stolze Gefühl des Morgens danach erinnere, klappt es ganz gut das sein zu lassen.

Mein Pakt mit dem Teufel
Ich war stellvertretende Bezirksbürgermeisterin und Fraktionsvorsitzende von BÜNDNISD 90/DIE GRÜNEN in einem Stadtbezirk in Hannover, außerdem Sprecherin der AG Land und Tier des Regionsverbandes von BÜNDNISD 90/DIE GRÜNEN in Hannover. Ich habe alles innerhalb von zwei Monaten aufgegeben. Ich habe mich vollständig von der Politik verabschiedet. Das war nicht einfach, da man sich, selbst auf kommunalpolitischer Ebene wichtig fühlt. Man meint man täte etwas Sinnvolles, kommt mit einigen „wichtigen" Menschen in Kontakt und kann ein wenig die Stadt mitgestalten, in der man lebt. Viele nette Kontakte sind mir so verlorengegangen, aber auch einige die nervenaufreibend waren.

Natürlich musste ich die Lücken füllen, die dieser Abschied verursacht hat. So habe ich einen Englischkurs begonnen, einen Fernkurs „Kreatives Schreiben" und habe angefangen Yogakurse zu besuchen. Das heißt, ich lasse mich nun leiten und führen und übernehme selber dabei kaum Verantwortung. Das ist deutlich entspannender und es tut mir gut. Manchmal ist ein sogenannter Rückschritt eben doch ein Fortschritt.

Als zweites habe ich gelobt dieses Buch zu schreiben, sobald meine Gamma Gt Wert unter 100 U/l kommt. Das ist im Dezember 2014 geschehen. Der Wert betrug 88U/l was mich sehr glücklich gemacht hat.

Als Drittes belohne ich meinen Körper für gute Werte mit einer Reiki- oder einer normalen Massage.

Last, but not least beschloss ich als Gesundheitscoach anderen Menschen mit einer chronischen Erkrankung zur Seite zu stehen und sie dabei zu unterstützen ihren Weg zur Gesundheit zu finden.

Jetzt bist Du dran: Erzähle Deine Geschichte. Erzähle Sie Freunden, Dir selbst oder mir.

www.gesundheitscoaching-hannover.jimdo.com
Gesundheitscoaching-hannover@web.de

Mein Wohlfühl- und Gesundheitsplan

Meine Gesundheitsziele

Kurzfristig

1.

2.

3.

Mittelfristig

1.

2.

3.

Langfristig

1.

2.

3.

Meine Ziele Wohlbefinden

Kurzfristig

1.

2.

3.

Mittelfristig

1.

2.

3.

Langfristig

1.

2.

3.

Meine Gründe zu Leben

1.

2.

3.

Meine Ideen für meinen Sinn im Leben

Meine Ziele für ein lebenswertes Leben

Kurzfristig
1.

2.

3.

Mittelfristig
1.

2.

3.

Langfristig
1.

2.

3.

Meine Ziele Ernährung

Kurzfristig

1.

2.

3.

Mittelfristig

1.

2.

3.

Langfristig

1.

2.

3.

Meine Ziele Bewegung

Kurzfristig

1.

2.

3.

Mittelfristig

1.

2.

3.

Langfristig

1.

2.

3.

Meine Ziele Entspannung

Kurzfristig

1.

2.

3.

Mittelfristig

1.

2.

3.

Langfristig

1.

2.

3.

Was ich wissen möchte, Worüber ich mich informieren möchte

So bin ich

Was ich an mir mag

1.

2.

3.

Was ich gut kann

1.

2.

3.

Wertvolle Charaktereigenschaften

1.

2.

3.

Meine Krankheitsgeschichte

Der Beginn

Ereignisse, die mich zu diesem Zeitpunkt beschäftigt haben

Was hat die Krankheit verstärkt, die Heilung verhindert?

Körperliche Ursachen

Mentale Ursachen

Psychische Ursachen

Der Verlauf als Kurvendiagramm

Denkanregungen zur individuellen Bedeutungsfindung von Krankheiten

Was muss ich tun? Wozu werde ich durch die Erkrankung gezwungen?

Was muss ich lassen? Was kann ich nicht mehr tun?

Was drückt mein Körper für mich aus?

Symboldeutung Metaphern

Mein Befinden tägliche kurze Notizen

Leitfragen:
Wann ging es mir im Tagesverlauf eher gut? Wann ging es mir eher schlecht?
Besondere Vorkommnisse? Wie war die Stimmung? Welche Therapie habe ich angewandt? Wie hat die Therapie gewirkt? Neue Erkenntnisse
Andere wichtige Gedanken?

Datum: _____

Datum: _____